LONGKANKER VOOR NIEUW GEDIAGNOSTICEERDE PATIËNTEN

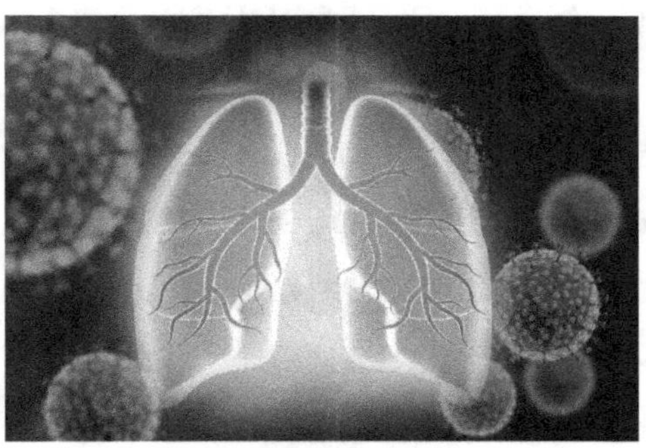

De uitgebreide stapsgewijze handleiding voor effectieve diagnose, behandeling, preventie en herstel van longcarcinoom

Dr Racheal A. Fields

INHOUDSOPGAVE

Het stralende gezicht van Alex verandert plotseling in somberheid als hij met zijn arts aan de telefoon is. Hij was een succesvolle architect, bekend om zijn passie en toewijding aan zijn werk. Hij had zojuist het meest verwoestende nieuws uit zijn leven ontvangen.

Sinds enkele weken heeft hij deze symptomen: aanhoudend hoesten, pijn op de borst, kortademigheid, piepende ademhaling, heesheid, onverklaard gewichtsverlies en terugkerende luchtweginfecties. Hij was een jonge ziel van midden veertig, gezegend met een warme glimlach en een hart vol dromen. Het leven had hem altijd aardig geleken, en hij had het allemaal:

een liefdevol gezin, een bevredigende baan en vrienden die zijn lach deelden.

Hij moest voor behandeling naar hun huisarts en ook enkele tests uitvoeren. De uitslag kwam net naar buiten en de dokter belde om hem op de hoogte te stellen van de uitslag van de tests. Er is zojuist longkanker bij hem vastgesteld.

De tijd leek stil te staan terwijl de woorden in zijn oren weergalmden en hem met angst en wanhoop vervulden. De eens levendige kleuren van zijn wereld veranderden in een angstaanjagende grijstint en de hoop gleed weg als zand door zijn vingertoppen.

Hij is nog maar midden veertig. Hij is geen kettingroker, hoewel hij af en toe rookt en met mate alcohol drinkt. Zijn geest blijft zich afvragen wat er mis kan zijn. Hoe kon bij hem de diagnose longkanker worden gesteld?

Terwijl de dagen en nachten veranderden, worstelde Alex met de wrede realiteit van zijn toestand. De last van de onzekerheid drukte zwaar op zijn hart, waardoor hij verloren en hopeloos achterbleef. Vastbesloten om voor zijn leven te vechten, verdiepte Alex zich in onderzoek naar longkanker, op zoek naar alle kennis die hij maar kon vinden.

Op een dag nadat hij voor behandeling het ziekenhuis had bezocht, besloot hij een oude vriend op te zoeken, om op zijn minst een frisse neus te halen en met iemand uit zijn naaste omgeving te praten, behalve zijn familie. In de loop van hun gesprek vertelde zijn vriend hem over het boek 'Lung Cancer For Newly Diagnosed', dat hij kende van iemand bij wie de diagnose was gesteld en die kon herstellen met behulp van praktische gidsen die daarin worden aanbevolen.

Alex ging snel online en bestelde het boek. Het boek werd binnen een paar dagen bij hem afgeleverd en hij begon te lezen en de richtlijnen in het boek te volgen. Het boek werd de constante metgezel van Alex terwijl hij diep in de pagina's verdiepte en leerde over verschillende behandelingsopties, veranderingen in levensstijl en verhalen over overleven.

Gewapend met nieuwe kennis zocht hij de beste medische experts en besloot hij een holistische benadering van zijn behandeling te omarmen. De reis was zwaar en er waren dagen waarop Alex zich overweldigd voelde door de pijn en onzekerheid over zijn toekomst. Maar hij weigerde op te geven en vond troost in de steun van zijn vrienden en familie.

Maanden gingen voorbij en het doorzettingsvermogen van Alex werd beloond.

Geleidelijk begon de kanker te verdwijnen en de hoop flakkerde opnieuw in zijn hart. Na een intens gevecht vertoonden zijn scans eindelijk tekenen van remissie. De vreugde die hij op dat moment voelde was onbeschrijfelijk, en hij wist dat hij een tweede kans in het leven had gekregen.

Alex bracht grote veranderingen aan in zijn manier van leven als gevolg van zijn pas ontdekte waardering voor de kostbare momenten van het leven. Hij ging gezonder eten, ging regelmatig sporten en bracht meer tijd door met het contact met zijn dierbaren.

Hij werd ook een pleitbezorger voor het bewustzijn van longkanker en deelde zijn verhaal om anderen te inspireren die met soortgelijke strijd te maken hebben. Naarmate de jaren verstreken, bloeide Alex' leven als nooit tevoren. Hij bleef bloeien in zijn carrière, maar hij vond ook tijd om zijn passie voor schilderen na te streven, een hobby die hij veel te lang had verwaarloosd. Zijn schilderijen legden de essentie van hoop en veerkracht vast, wat hem erkenning in de kunstwereld opleverde.

HOOFDSTUK 1

OVERZICHT

Longkanker is een kwaadaardige tumor die zijn oorsprong vindt in de weefsels van de longen. Het is wereldwijd een van de meest voorkomende en dodelijke vormen van kanker en is jaarlijks verantwoordelijk voor een aanzienlijk aantal kankergerelateerde sterfgevallen. De ziekte treft voornamelijk het ademhalingssysteem, met name de longen, en kan zich naar andere delen van het lichaam verspreiden via een proces dat metastase wordt genoemd.

INCIDENTIE EN PREVALENTIE

Longkanker is wereldwijd de belangrijkste oorzaak van kankergerelateerde sterfgevallen bij zowel mannen als vrouwen. Er wordt geschat dat longkanker verantwoordelijk is voor ongeveer 1 op de 4 kankergerelateerde sterfgevallen.

De incidentie van longkanker wordt beïnvloed door verschillende factoren, waaronder rookgewoonten, blootstelling aan het milieu en genetische aanleg.

SOORTEN LONGKANKER

Longkanker kan grofweg worden ingedeeld in twee hoofdtypen, gebaseerd op het verschijnen van kankercellen onder een microscoop: a) Niet-kleincellige longkanker (NSCLC): dit type omvat de meerderheid (ongeveer 85%) van de gevallen van longkanker en omvat subtypen zoals adenocarcinoom, plaveiselcelcarcinoom en grootcellig carcinoom. b) Kleincellige longkanker (NSCLC): Dit type komt minder vaak voor, maar heeft de neiging sneller te groeien en zich sneller te verspreiden.

RISICOFACTOREN

Tabaksgebruik is de belangrijkste oorzaak van longkanker. Rokers lopen een aanzienlijk groter risico om de ziekte te ontwikkelen dan niet-rokers. Blootstelling aan passief roken is ook een risicofactor, hoewel het risico lager is dan dat voor actieve rokers. Andere risicofactoren zijn onder meer blootstelling aan milieuverontreinigende stoffen (bijvoorbeeld radongas, asbest, kankerverwekkende stoffen), een familiegeschiedenis van longkanker en bepaalde genetische mutaties.

SYMPTOMEN

Longkanker vertoont in een vroeg stadium mogelijk geen merkbare symptomen, waardoor het moeilijk te detecteren is. Veel voorkomende symptomen zijn onder meer aanhoudende hoest, pijn op de borst, kortademigheid, piepende ademhaling, heesheid, onverklaard gewichtsverlies en terugkerende luchtweginfecties.

DIAGNOSE

Vroege detectie is van cruciaal belang voor betere behandelresultaten. Diagnostische procedures omvatten beeldvorming tests zoals röntgenfoto's van de thorax, CT-scans en PET-scans, evenals weefselmonsters via biopsie voor pathologisch onderzoek.

STADIËRING EN BEHANDELING

Longkanker wordt geënsceneerd om de omvang van de ziekte te bepalen en behandelbeslissingen te begeleiden. Behandelingsopties zijn afhankelijk van het stadium, het type en de algehele gezondheid van de patiënt. Veel voorkomende behandelmethoden zijn chirurgie, bestralingstherapie, chemotherapie, immunotherapie en gerichte therapie.

PROGNOSE

De prognose varieert op basis van factoren zoals het stadium van de kanker, het type, de algehele gezondheid van de patiënt en de respons op de behandeling. De beste kansen op een positief resultaat worden geboden door vroege detectie en behandeling.

PREVENTIE

Stoppen met roken en het vermijden van passief roken zijn cruciale preventieve maatregelen. Het verminderen van de blootstelling aan kankerverwekkende stoffen in het milieu en het handhaven van een gezonde levensstijl kunnen ook het risico op longkanker helpen verminderen.

LOPEND ONDERZOEK

Lopend onderzoek is gericht op het ontwikkelen van effectievere behandelingen en het verbeteren van vroege detectie methoden om de resultaten van longkanker te verbeteren.

OPMERKING: Longkanker is een complexe ziekte en individuele gevallen kunnen variëren. Dit overzicht geeft een algemeen inzicht in de ziekte en de belangrijkste aspecten ervan. Voor specifiek medisch advies of informatie kunt u contact opnemen met een gekwalificeerd beroepsbeoefenaar in de gezondheidszorg.

HOOFDSTUK 2

NORMALE ANATOMIE EN FUNCTIES VAN DE LONG

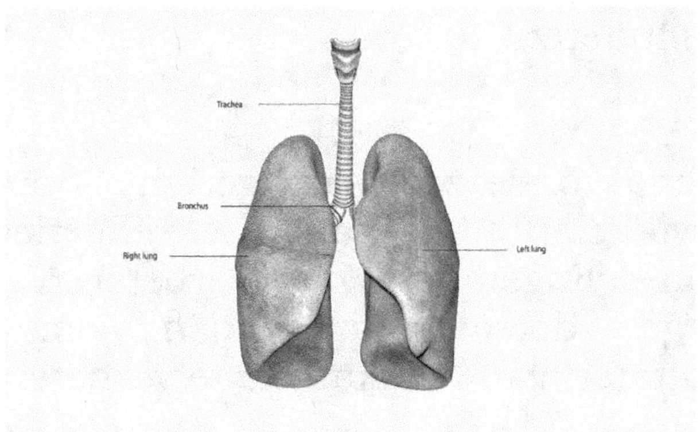

De longen zijn vitale organen die verantwoordelijk zijn voor de uitwisseling van zuurstof en koolstofdioxide en spelen een cruciale rol bij de ademhaling. Het begrijpen van hun anatomie en functies is essentieel om hun betekenis voor het behoud van de menselijke gezondheid te kunnen waarderen.

Anatomie: De longen zijn een paar sponsachtige, kegelvormige organen die zich in de borstholte bevinden en worden beschermd door de ribbenkast.

Er zijn lobben in elke long; de rechterlong heeft er drie (boven, midden en onder), terwijl de linker er twee heeft (boven en onder). Ze zijn omgeven door een dun membraan, het borstvlies genaamd, dat een soepele beweging tijdens het ademen mogelijk maakt.

FUNCTIES

Gasuitwisseling: De basisfunctie van de longen is het bevorderen van de gasuitwisseling. Zuurstof uit de lucht wordt tijdens het inademen in de longen gezogen en diffundeert door het dunne membraan van de longen naar de bloedbaan. Tegelijkertijd diffundeert kooldioxide, een afvalproduct geproduceerd door cellen, vanuit de bloedbaan naar de longen en wordt geëlimineerd tijdens het uitademen.

Ademhaling: De longen werken in coördinatie met het middenrif en de intercostale spieren om ademhaling mogelijk te maken. Tijdens het inademen trekt het middenrif samen en beweegt het naar beneden, terwijl de tussenribspieren de ribbenkast uitzetten, waardoor lucht in de longen kan stromen. Uitademen zorgt ervoor dat het middenrif ontspant en de intercostale spieren samentrekken, waardoor lucht uit de longen wordt geduwd.

Zuurstoftransport: Eenmaal geabsorbeerd door de longen, bindt zuurstof zich aan hemoglobine in de rode bloedcellen en wordt via de bloedsomloop door het lichaam getransporteerd. Dit zuurstofrijke bloed voedt cellen en weefsels en ondersteunt verschillende fysiologische processen.

Kooldioxide Verwijdering: Terwijl de cellen metabolische activiteiten uitvoeren, produceren ze kooldioxide als afvalproduct. Koolstofdioxide wordt via de bloedbaan teruggevoerd naar de longen, waar het tijdens het uitademen uit het lichaam wordt verdreven.

Regulering van het zuur-base-evenwicht: De longen spelen een rol bij het reguleren van het zuur-base-evenwicht van het lichaam door het kooldioxidegehalte in het bloed te reguleren. Koolstofdioxide kan, wanneer het in het bloed wordt opgelost, als een zuur of een base werken, waardoor een stabiel pH-niveau in het lichaam wordt gehandhaafd.

Filtering en verdediging: Het ademhalingssysteem, inclusief de longen, helpt het lichaam te filteren en te beschermen tegen schadelijke deeltjes, verontreinigende stoffen en micro-organismen die aanwezig zijn in de lucht die we inademen. Slijm en kleine haarachtige structuren, cilia genaamd, in de luchtwegen vangen deze deeltjes op en verwijderen ze, waardoor het risico op luchtweginfecties wordt verminderd.

De longen zijn opmerkelijke organen die verantwoordelijk zijn voor het essentiële ademhalingsproces. Hun ingewikkelde anatomie en precieze functies zorgen voor de uitwisseling van zuurstof en koolstofdioxide, waardoor het overleven van de mens en de algehele gezondheid wordt ondersteund. Het begrijpen van de normale anatomie en functies van de longen is essentieel voor het herkennen van eventuele afwijkingen of ziekten die de gezondheid van de luchtwegen kunnen beïnvloeden.

HOOFDSTUK 3

OORZAKEN EN RISICOFACTOREN

Longkanker is een complexe en verwoestende ziekte die ontstaat door de ongecontroleerde groei van abnormale cellen in de longen. Hoewel de exacte oorzaak van longkanker niet altijd duidelijk is, zijn er verschillende risicofactoren geïdentificeerd die de kans op het ontwikkelen van deze maligniteit aanzienlijk vergroten.

Het begrijpen van deze risicofactoren is essentieel voor zowel preventie als vroege detectie, wat de patiënt resultaten kan verbeteren en de last van de ziekte kan verminderen.

Het roken van tabak is de belangrijkste risicofactor voor longkanker, goed voor ongeveer 85% van alle gevallen. Sigaretten, sigaren, pijpen en andere tabaksproducten bevatten kankerverwekkende stoffen, dit zijn kankerverwekkende stoffen die bij inademing het longweefsel beschadigen. De kans op het ontwikkelen van longkanker houdt rechtstreeks verband met de duur en intensiteit van het roken. Zelfs blootstelling aan passief roken kan het risico bij niet-rokers vergroten.

TWEEDEHANDS BLOOTSTELLING AAN ROOK

Niet-rokers die worden blootgesteld aan passief roken, ook wel passieve rokers of onvrijwillige rokers genoemd, hebben een verhoogd risico op het ontwikkelen van longkanker. Passief roken bevat veel van dezelfde schadelijke chemicaliën als gewone rook, en het risico is vooral groter als mensen er gedurende langere tijd aan worden blootgesteld.

BEROEPS- EN MILIEUBLOOTSTELLINGEN

Beroepsmatige blootstelling aan bepaalde stoffen kan het risico op longkanker verhogen. Voorbeelden zijn onder meer asbest, radongas, arseen, chroom, nikkel, dieseluitlaatgassen en sommige industriële chemicaliën. Personen die werkzaam zijn in de bouw, mijnbouw, productie en andere industrieën met potentiële blootstelling aan kankerverwekkende stoffen lopen een groter risico.

GENETISCHE AANLEG

Sommige individuen hebben mogelijk een erfelijke genetische aanleg voor longkanker, wat hun vatbaarheid voor de ziekte kan vergroten. Genetische mutaties, zoals in de genen BRCA2, TP53 en CHEK2, zijn in bepaalde families in verband gebracht met een verhoogd risico op longkanker.

FAMILIEGESCHIEDENIS

Personen met een familiegeschiedenis van longkanker hebben een iets hoger risico om de ziekte zelf te ontwikkelen. Gedeelde omgevingsfactoren of genetische aanleg kunnen bijdragen aan dit verhoogde risico in gezinnen met een voorgeschiedenis van longkanker.

PERSOONLIJKE GESCHIEDENIS VAN LONG OMSTANDIGHEDEN

Mensen met een voorgeschiedenis van bepaalde longziekten, zoals chronische obstructieve longziekte (COPD) en longfibrose, hebben een verhoogd risico op het krijgen van longkanker.

LEEFTIJD EN GESLACHT

Het risico op longkanker neemt toe met de leeftijd en de ziekte komt vaker voor bij oudere volwassenen. Mannen lopen historisch gezien een hoger risico om longkanker te krijgen dan vrouwen, hoewel deze kloof de afgelopen jaren kleiner is geworden.

VOORGESCHIEDENIS VAN LONGKANKER

Personen die in het verleden longkanker hebben gehad, lopen een verhoogd risico op het ontwikkelen van nieuwe longtumoren, ofwel in dezelfde long, ofwel in de andere long.

SLECHTE DIEET- EN LEVENSSTIJL KEUZES

Ongezonde voedingsgewoonten, gebrek aan lichaamsbeweging en obesitas zijn in verband gebracht met een verhoogd risico op het ontwikkelen van longkanker.

Bepaalde voedingscomponenten, zoals een hoge inname van verwerkt vlees of een gebrek aan fruit en groenten, kunnen bijdragen aan het risico.

BLOOTSTELLING AAN RADON

Radongas, een natuurlijk voorkomend radioactief gas dat zich in huizen kan ophopen, is een bekend kankerverwekkende stof en een belangrijke oorzaak van longkanker bij niet-rokers.

LUCHTVERVUILING

Langdurige blootstelling aan luchtverontreiniging, vooral in stedelijke gebieden met hoge concentraties fijnstof en andere verontreinigende stoffen, kan het risico op longkanker vergroten.

VOORAFGAANDE STRALINGSTHERAPIE

Personen die radiotherapie op de borst hebben gekregen, meestal voor andere vormen van kanker, kunnen een verhoogd risico hebben om later in hun leven longkanker te ontwikkelen.

Hoewel deze risicofactoren de kans op het ontwikkelen van longkanker kunnen vergroten, is het essentieel op te merken dat niet iedereen die aan deze factoren wordt blootgesteld, de ziekte zal ontwikkelen. Bovendien kunnen sommige personen zonder bekende risicofactoren toch longkanker ontwikkelen.

Daarom omvat een alomvattende aanpak van de preventie van longkanker het verminderen van de blootstelling aan bekende risicofactoren, het aannemen van een gezonde levensstijl en het bevorderen van vroege detectie door middel van screening op populaties met een hoog risico. Als iemand zich zorgen maakt over het risico op longkanker, is het van cruciaal belang om deze te bespreken met een beroepsbeoefenaar in de gezondheidszorg die persoonlijke begeleiding en aanbevelingen kan geven.

HOOFDSTUK 4

SOORTEN LONGKANKER: DE VERSCHILLENDE SUBTYPEN BEGRIJPEN

Longkanker, een heterogene ziekte, omvat verschillende subtypes met variërende cellulaire kenmerken en klinisch gedrag. Het herkennen van deze verschillende typen is essentieel voor een nauwkeurige diagnose, een passende behandelingskeuze en verbeterde patiënt resultaten.

NIET-KLEINCELL LONGKANKER (NSCLC)

- **Adenocarcinoom:** het meest voorkomende NSCLC-subtype, vaak aangetroffen in de buitenste delen van de longen. Het wordt vaak geassocieerd met een voorgeschiedenis van roken of blootstelling aan kankerverwekkende stoffen in het milieu. Adenocarcinoom vindt zijn oorsprong in de kliercellen langs de luchtwegen en kan verschillende groeipatronen vertonen, zoals lepidus, acinair, papillair en vast. Het komt meestal voor bij zowel rokers als niet-rokers.

- **Plaveiselcelcarcinoom:**
Plaveiselcelcarcinoom, dat zich voornamelijk in de centrale luchtwegen bevindt, is nauw verbonden met roken. Het ontstaat uit de plaveiselcellen die de bronchiën bekleden en kan gekeratiniseerde structuren vormen. Histologisch onderzoek brengt verschillende kenmerken aan het licht, waardoor een

nauwkeurige diagnose mogelijk wordt.

KLEINCEL LONGKANKER (SCLC)

- SCLC is een zeer agressief en snel groeiend subtype van longkanker. Het vertegenwoordigt een kleiner percentage gevallen in vergelijking met NSCLC. Deze kanker is sterk geassocieerd met roken en ontstaat uit neuro-endocriene cellen in de bronchiën en bronchiolen. SCLC wordt gekenmerkt door zijn snelle proliferatie, vroege metastase en hoge respons op initiële chemotherapie, waardoor het verschilt van NSCLC.

ANDERE ZELDZAME SUBTYPES

- **Grootcellig carcinoom:** Een minder vaak voorkomende

NSCLC-variant, grootcellig carcinoom, mist de onderscheidende kenmerken van adenocarcinoom en plaveiselcelcarcinoom. Het presenteert zich vaak als grote tumoren met slecht gedifferentieerde cellen.

- **Carcinoïde tumoren:** Deze langzaam groeiende neuro-endocriene tumoren zijn minder agressief dan SCLC en NSCLC. Ze zijn verantwoordelijk voor een klein percentage van de longkanker en hebben vaak een gunstige prognose als ze vroeg worden ontdekt.

- **Pleomorf carcinoom:** Een zeldzaam en agressief subtype van NSCLC, pleomorf carcinoom, vertoont een ongedifferentieerd uiterlijk en verschillende cellulaire componenten, wat de diagnose ervan uitdagend maakt.

- **Speekselklier-type tumoren:** Deze zeldzame tumoren lijken op speekselklierkanker en hebben specifieke histologische kenmerken.

Longkanker omvat verschillende subtypen met diverse cellulaire kenmerken en klinisch gedrag. Nauwkeurige identificatie van deze typen is cruciaal voor het afstemmen van effectieve behandelstrategieën en het optimaliseren van de patiëntenzorg. Door de unieke kenmerken van elk subtype te begrijpen, kunnen zorgverleners weloverwogen beslissingen nemen, wat leidt tot betere resultaten en vooruitgang in de behandeling van longkanker. Vroege detectie, nauwkeurige diagnose en gepersonaliseerde behandelingen zijn essentieel in de voortdurende strijd tegen deze dodelijke ziekte.

HOOFDSTUK 5

STADIA VAN LONGKANKER EN CLASSIFICATIE

Longkanker wordt geënsceneerd om de omvang van de ziekte te bepalen en behandelbeslissingen te begeleiden. Stadiëring helpt beroepsbeoefenaren in de gezondheidszorg begrijpen hoe gevorderd de kanker is, de kans op verspreiding naar andere delen van het lichaam en de prognose van de patiënt.

Het primaire stadiëringssysteem voor longkanker is het TNM-stadiëringssysteem, dat de tumorgrootte (T), de betrokkenheid van de lymfeklieren (N) en metastase op afstand (M) evalueert.

Stadium 0 (Carcinoma in Situ): Stadium 0-longkanker is het vroegste stadium, waarbij de kankercellen beperkt zijn tot de binnenwand van de luchtwegen en niet dieper longweefsel zijn binnengedrongen. In dit stadium heeft de kanker zich niet verspreid naar nabijgelegen lymfeklieren of verre locaties. Het is ook bekend als carcinoma in situ of pre-invasieve kanker.

Stadium I: Stadium I-longkanker is verdeeld in twee substadia, IA en IB, afhankelijk van de tumorgrootte en invasie.

- **Stadium IA:** In dit stadium is de tumor klein, meestal minder dan 3 cm groot, en beperkt tot de long. Het is niet verplaatst naar omliggende lymfeklieren of verre plaatsen.

- **Stadium IB**: De tumor is iets groter (tussen 3 centimeter en 4 cm) of kan zich hebben verspreid naar de hoofdbronchus, de binnenwand van de long of de viscerale pleura (de bekleding die de long bedekt). Er is geen sprake van betrokkenheid van de lymfeklieren of metastasen op afstand.

Stadium II: Stadium II-longkanker is ook verdeeld in twee substadia, IIA en IIB, afhankelijk van de grootte en verspreiding van de tumor.

- **Stadium IIA**: De tumor is groter (tussen 4 cm en 5 cm) of is mogelijk nabijgelegen structuren binnengedrongen, zoals de borstwand, het middenrif, het borstvlies of de hoofdbronchus. De kanker kan zich hebben verspreid naar nabijgelegen lymfeklieren, maar niet naar verre locaties.

- **Stadium IIB**: In dit stadium is de tumor groter (tussen 5 cm en 7 cm) en kan deze zich hebben verspreid naar nabijgelegen lymfeklieren, of is de tumor kleiner (minder dan 5 cm) maar is deze uitgezaaid naar nabijgelegen lymfeklieren. Metastasen op afstand zijn niet opgetreden.

Stadium III: Stadium III-longkanker is verder onderverdeeld in drie substadia, IIIA, IIIB en IIIC, gebaseerd op de mate van tumorgroei en betrokkenheid van de lymfeklieren.

- **Stadium IIIA:** De tumor is groter en kan structuren omvatten zoals het hart, de belangrijkste bloedvaten, de slokdarm of de borstwand. Kanker heeft zich uitgezaaid naar lymfeklieren aan dezelfde kant van de borstkas als de primaire tumor, maar heeft geen verre locaties bereikt.

- **Stadium IIIB:** De kanker heeft zich verspreid naar de lymfeklieren aan dezelfde kant van de borstkas als de primaire tumor en is ook kritische structuren binnengedrongen, zoals het hart, de luchtpijp, de slokdarm of de bloedvaten. Metastasen op afstand zijn niet opgetreden.

- **Stadium IIIC:** De kanker kan zich hebben verspreid naar de lymfeklieren aan dezelfde of tegenovergestelde kant van de borstkas als de primaire tumor en kan ook lymfeklieren boven het sleutelbeen omvatten. Metastasen op afstand zijn niet opgetreden.

Stadium IV: Stadium IV-longkanker, ook bekend als gemetastaseerde kanker, is een geavanceerde en agressieve vorm van de ziekte waarbij kanker zich heeft verspreid van de primaire plaats naar verre organen of lymfeklieren. In dit stadium wordt aangenomen dat de kanker zich in een gevorderde en uitdagende staat bevindt, en de behandelingsaanpak is gericht op het beheersen van de symptomen, het verbeteren van de levenskwaliteit van de patiënt en het verlengen van de overleving.

Behandelingsbeslissingen voor stadium IV-kanker zijn afhankelijk van verschillende factoren, waaronder het type en de locatie van de primaire kanker, de omvang van de metastase, de algehele gezondheid van de patiënt en zijn behandeling voorkeuren.

Het stadiëren van longkanker is een cruciaal proces bij het bepalen van de omvang van de ziekte en het begeleiden van behandelbeslissingen. Elke fase heeft specifieke kenmerken die de prognose en behandelmogelijkheden beïnvloeden.

Vroegtijdige detectie en tijdige interventie zijn cruciaal voor het verbeteren van de uitkomsten en overlevingskansen. Het is van essentieel belang voor personen die risico lopen of symptomen ervaren die verband houden met longkanker, om onmiddellijk medische hulp in te roepen voor een passende evaluatie en diagnose.

HOOFDSTUK 6

TEKENEN EN SYMPTOMEN

Longkanker is een ernstige en levensbedreigende ziekte die zich met een reeks symptomen kan uiten. De tekenen en symptomen van longkanker kunnen variëren, afhankelijk van het type longkanker, het stadium ervan en de locatie van de tumor. In sommige gevallen veroorzaakt longkanker in de vroege stadia mogelijk geen merkbare symptomen, waardoor vroege detectie een uitdaging is.

Het herkennen en begrijpen van de veel voorkomende symptomen van longkanker is cruciaal voor een vroege diagnose en tijdige interventie, wat een aanzienlijke invloed kan hebben op de behandelresultaten en de algehele overleving.

1. Aanhoudende hoest:

- Een chronische of aanhoudende hoest is een van de meest voorkomende symptomen van longkanker.
- De hoest kan droog zijn of slijm (sputum) produceren, en deze wordt na verloop van tijd vaak erger.

2. Kortademigheid:

- Longkanker kan de luchtwegen belemmeren of ontstekingen in de longen veroorzaken, wat leidt tot kortademigheid, vooral tijdens lichamelijke activiteit.

3. Pijn op de borst:

- Longkanker kan plaatselijke pijn of ongemak op de borst veroorzaken, die kan verergeren bij diep ademhalen, hoesten of lachen.

4. Heesheid of stemveranderingen:

- Tumoren in de buurt van de bovenste luchtwegen kunnen de stembanden aantasten, wat kan leiden tot heesheid of veranderingen in de stem.

5. Piepende ademhaling:

- Obstructie van de luchtwegen door longtumoren kan piepende ademhaling veroorzaken, een hoog fluitend geluid tijdens het ademen.

6. Onverklaarbaar gewichtsverlies:

- Veel mensen met longkanker ervaren onverklaard gewichtsverlies, vaak als gevolg van verlies van eetlust of de metabolische effecten van de kanker.

7. Vermoeidheid en zwakte:

- Longkanker kan vermoeidheid en zwakte veroorzaken, wat het gevolg kan zijn van de inspanningen van het lichaam om de ziekte of bloedarmoede te bestrijden.

8. Terugkerende luchtweginfecties:

- Sommige mensen met longkanker kunnen last krijgen van aanhoudende luchtweginfecties, zoals longontsteking of bronchitis.

9. Bloed ophoesten (bloedspuwing):

- Bloed ophoesten, zelfs in kleine hoeveelheden, kan een teken zijn van longkanker of andere aandoeningen van de luchtwegen.

10. Zwelling in het gezicht of de nek:

- Longtumoren die zich in de buurt van grote bloedvaten bevinden, kunnen zwelling in het gezicht of de nek veroorzaken als gevolg van verstopping van de bloedstroom.

11. Botpijn:

- Gevorderde longkanker die zich naar de botten heeft verspreid (uitgezaaid) kan botpijn veroorzaken, vooral in de rug, heupen of andere getroffen gebieden.

12. Hoofdpijn en neurologische symptomen:

- Metastasen in de hersenen kunnen hoofdpijn, toevallen, duizeligheid of andere neurologische symptomen veroorzaken.

Het is van cruciaal belang op te merken dat deze symptomen indicatief kunnen zijn voor verschillende ademhalings- of medische aandoeningen anders dan longkanker. Als een van deze symptomen echter aanhoudt of verergert, vooral bij personen met risicofactoren zoals een voorgeschiedenis van roken of blootstelling aan kankerverwekkende stoffen, is het essentieel om onmiddellijk medische hulp in te roepen.

Vroege detectie en diagnose van longkanker kunnen de behandelresultaten aanzienlijk verbeteren. Verschillende diagnostische tests, zoals beeldvormende onderzoeken (röntgenfoto's van de thorax, CT-scans, PET-scans) en weefselbiopten, worden gebruikt om de aanwezigheid van longkanker te bevestigen en het type en het stadium ervan te bepalen.

Als longkanker wordt vermoed, zal een beroepsbeoefenaar in de gezondheidszorg, meestal een longarts of neuroloog, de patiënt door de noodzakelijke tests leiden en een passend behandelplan aanbevelen op basis van de specifieke diagnose.

Regelmatige controles en screenings voor personen met een hoog risico zijn essentieel voor vroege detectie en tijdige interventie in gevallen van longkanker.

DIAGNOSE EN TESTS

DIAGNOSE

Het diagnosticeren van longkanker omvat een reeks tests en procedures die zijn ontworpen om de aanwezigheid van kanker te bevestigen, het type en het stadium ervan te bepalen en passende behandelbeslissingen te nemen. Een vroege en nauwkeurige diagnose is cruciaal voor het verbeteren van de behandelresultaten en de overleving van de patiënt.

Het diagnoseproces omvat doorgaans een multidisciplinaire aanpak, waarbij beroepsbeoefenaren in de gezondheidszorg, zoals longartsen, radiologen, pathologen en oncologen, samenwerken om de patiënt de best mogelijke zorg te bieden.

1. Patiënt Geschiedenis en lichamelijk onderzoek:

- Het diagnostische proces begint met een grondige beoordeling van de medische geschiedenis van de patiënt, inclusief risicofactoren zoals rookgewoonten, blootstelling aan kankerverwekkende stoffen in het milieu en de familiegeschiedenis van longkanker.
- Er wordt een lichamelijk onderzoek uitgevoerd om de algemene gezondheid, de ademhalingsfunctie en eventuele merkbare symptomen van de patiënt te beoordelen.

2. Beeldvormende onderzoeken:

- **Röntgenfoto van de thorax:** een standaard initiële beeldvorming test die wordt gebruikt om abnormale lange schaduwen of -massa's te detecteren. Het is echter mogelijk dat het niet gevoelig genoeg is om kleine tumoren te detecteren.

- **Computertomografie (CT)-scan:** Een meer gedetailleerde beeldvormingstechniek die dwarsdoorsnede beelden van de longen oplevert, waardoor tumoren en hun kenmerken beter kunnen worden gevisualiseerd.

- Positron Emissie Tomografie (PET)-scan Een functionele beeldvorming test waarbij gebruik wordt gemaakt van een radioactieve tracer om gebieden met verhoogde metabolische activiteit te detecteren, waardoor kankerweefsel kan worden geïdentificeerd en de omvang van de verspreiding van kanker (metastase) kan worden beoordeeld.

3. Biopsie en weefselbemonstering:

- Voor een definitieve diagnose van longkanker is een biopsie nodig, waarbij een monster verdacht weefsel wordt verwijderd voor onderzoek onder een microscoop.

- Verschillende biopsie methoden omvatten bronchoscopie (waarbij een dunne, flexibele buis wordt gebruikt om weefsel uit de luchtwegen te verzamelen), naaldbiopsie (geleid door beeldvorming om longknobbeltjes te bereiken) en chirurgische biopsie (verwijdering van een groter weefselmonster door middel van een operatie).

4. Histopathologische analyse:

- Het biopsie weefsel wordt voor histopathologische analyse naar een patholoog gestuurd, waar het onder een microscoop wordt onderzocht om de aanwezigheid van kankercellen en hun type (niet-kleincellige longkanker of kleincellige longkanker) te bepalen.
- De analyse kan ook aanvullende tests bevatten om het genetische profiel van de tumor te beoordelen en specifieke mutaties te identificeren die het doelwit kunnen zijn van precisie therapieën.

5. Staging en beoordeling:

- Stadiëring is het proces waarbij de omvang en verspreiding van longkanker in het lichaam wordt bepaald. Het meest gebruikte stadiëringssysteem voor longkanker is het TNM-systeem, waarbij rekening wordt gehouden met de tumorgrootte, de betrokkenheid van de lymfeklieren en metastase.

- Bij beoordeling wordt het uiterlijk en het gedrag van de kankercellen geëvalueerd om te bepalen hoe agressief de tumor is.

6. Moleculair testen en genetische analyse:

- Moleculair testen omvat het onderzoeken van kankercellen op specifieke genetische mutaties of biomarkers die behandelbeslissingen kunnen beïnvloeden, zoals gerichte therapieën of immuuntherapieën.
- Genetische analyse helpt bij het identificeren van erfelijke factoren die kunnen bijdragen aan het risico op longkanker, vooral bij

personen met een familiegeschiedenis van de ziekte.

7. Bevestiging van de diagnose en behandelplanning:

- Zodra alle diagnostische testresultaten zijn verkregen, komt een multidisciplinair team van beroepsbeoefenaren in de gezondheidszorg bijeen om de diagnose en het stadium van longkanker te bevestigen.
- Het behandelplan wordt ontwikkeld op basis van het specifieke type en stadium van longkanker, de algehele gezondheid van de patiënt en individuele voorkeuren.

TESTEN

Testen spelen een cruciale rol bij de diagnose, stadiëring en monitoring van longkanker. Er wordt een verscheidenheid aan tests gebruikt om de aanwezigheid van longkanker op te sporen, het type en het stadium ervan te bepalen, de omvang van de verspreiding ervan te evalueren en behandelbeslissingen te begeleiden. Deze tests worden doorgaans uitgevoerd door een team van beroepsbeoefenaren in de gezondheidszorg, waaronder longartsen, radiologen, pathologen en oncologen, om een nauwkeurige en uitgebreide beoordeling van de ziekte te garanderen.

1. Beeldvorming Tests:

- **Röntgenfoto van de borstkas:** een standaard beeldvorming test waarbij gebruik wordt gemaakt van een lage dosis straling om afbeeldingen van de borstkas te maken. Het is vaak de eerste test die wordt gebruikt om abnormale lange schaduwen of -massa's te identificeren.

- **Computertomografie (CT)-scan**: Deze beeldvormingstechniek biedt gedetailleerde dwarsdoorsneden beelden van de longen, waardoor tumoren, lymfeklieren en andere structuren beter kunnen worden gevisualiseerd. CT-scans zijn cruciaal voor het diagnosticeren van longkanker en het bepalen van het stadium ervan.

- **Magnetic Resonance Imaging (MRI)**: In sommige gevallen kan een MRI worden gebruikt om gedetailleerde beelden te verkrijgen, vooral bij het beoordelen van de betrokkenheid van nabijgelegen structuren of de hersenen.

- Positron Emissie Tomografie (PET)-scan. Een functionele beeldvorming test waarbij gebruik wordt gemaakt van een radioactieve tracer om gebieden met verhoogde metabolische activiteit te detecteren. Het helpt kankerweefsel te identificeren en de omvang van de verspreiding van kanker (metastasen) buiten de longen te beoordelen.

2. Biopsie en weefselbemonstering:

- **Bronchoscopie:** een procedure waarbij een dunne, flexibele buis met een camera (bronchoscoop) door de neus of mond wordt ingebracht om weefselmonsters uit de luchtwegen te verzamelen voor onderzoek.

- **Naaldbiopsie:** Met behulp van beeldgeleiding (CT of echografie) wordt een biopsienaald door de borstwand ingebracht om weefselmonsters van longknobbeltjes of -massa's te verkrijgen.

- **Chirurgische biopsie:** In gevallen waarin bronchoscopie of naaldbiopsie niet haalbaar is, kan een chirurgische procedure worden uitgevoerd om een groter weefselmonster te verwijderen voor analyse.

3. Histopathologische analyse:

- Na het verkrijgen van weefselmonsters onderzoekt een patholoog deze onder een microscoop om te bepalen of er kankercellen aanwezig zijn en om het type longkanker te identificeren (niet-kleincellige longkanker of kleincellige longkanker).
- De analyse kan ook aanvullende tests bevatten om het genetische profiel van de tumor te beoordelen en specifieke mutaties te identificeren die het doelwit kunnen zijn van precisie therapieën.

4. Moleculair testen en genetische analyse:

- **Moleculair testen**: Kankercellen kunnen worden getest op specifieke genetische mutaties of biomarkers die behandelbeslissingen kunnen beïnvloeden, zoals gerichte therapieën of immuuntherapieën.
- **Genetische analyse:** Identificeert erfelijke factoren die kunnen bijdragen aan het risico op longkanker, vooral bij personen met een familiegeschiedenis van de ziekte.

5. Staging Testen:

- **Mediastinoscopie:** een chirurgische procedure om lymfeklieren in het centrale gebied van de borstkas te bemonsteren om te bepalen of kanker zich heeft verspreid naar nabijgelegen lymfeklieren.

- **Endobronchiale echografie (EBUS):** een techniek die bronchoscopie en echografie combineert om lymfeklieren in de buurt van de luchtwegen te bemonsteren.

- **Endoscopische echografie (EUS):** een vergelijkbare aanpak als EBUS, maar er wordt een endoscoop door de slokdarm gebruikt om lymfeklieren dicht bij de longen te bemonsteren.

- **Thoracentese**: Als er sprake is van een opeenhoping van vocht in de borstkas (pleurale effusie), kan een monster via een naald worden verwijderd voor analyse.

6. Longfunctietests:

- Deze tests beoordelen de longfunctie en helpen bij het evalueren van de impact van longkanker op de ademhalingscapaciteit en de gezondheid van de luchtwegen.

7. Bloedonderzoek:

- Bloedonderzoek kan worden gebruikt om de algemene gezondheid te beoordelen, inclusief de lever- en nierfunctie, evenals tumormarkers die verband houden met longkanker.

8. Botscans en hersenscans:

- Aanvullende beeldvorming tests, zoals botscans of beeldvorming van de hersenen (MRI of CT), kunnen worden uitgevoerd om elke mogelijke verspreiding van kanker naar deze gebieden te detecteren.

9. Vloeibare biopsies:

- Een nieuwe aanpak die circulerende tumorcellen (CTC's) of celvrij DNA in het bloed analyseert om genetische mutaties te detecteren en tumorkenmerken te beoordelen.

Uitgebreide tests zijn essentieel voor het nauwkeurig diagnosticeren van longkanker, het bepalen van het stadium en het moleculaire profiel ervan, en het ontwikkelen van een geïndividualiseerd behandelplan. Vroegtijdige detectie door middel van passende screenings en bewustzijn van risicofactoren kan leiden tot tijdige interventie, waardoor de behandelingsresultaten en de prognose voor de patiënt mogelijk worden verbeterd.

Regelmatige follow-up en monitoring zijn essentieel om de respons op de behandeling te beoordelen en eventuele herhaling van kanker te detecteren.

Vroegtijdige detectie en nauwkeurige diagnose zijn essentieel voor het bieden van de meest effectieve en gepersonaliseerde behandeling voor longkanker. Regelmatige screenings en bewustwording van risicofactoren kunnen helpen de ziekte in een vroeg stadium te identificeren, wat leidt tot betere resultaten en een verbeterde levenskwaliteit voor patiënten die getroffen zijn door longkanker.

HOOFDSTUK 7

BEHANDELINGSOPTIES EN BEHEER

Longkanker is een complexe ziekte met verschillende behandelingsopties en beheer strategieën die zijn afgestemd op de unieke toestand van elke patiënt. Bij de aanpak van longkanker werkt een multidisciplinair team van zorgprofessionals samen om de best mogelijke zorg te bieden.

Behandelingsbeslissingen zijn gebaseerd op factoren zoals het type en het stadium van longkanker, de algehele gezondheid van de patiënt en zijn behandelvoorkeuren. De primaire doelen zijn het bereiken van optimale tumorcontrole, het verbeteren van de kwaliteit van leven en het aanpakken van fysieke, emotionele en psychologische aspecten van de ziekte.

BEHANDELING OPTIES:

1. Chirurgische behandeling:

- Chirurgie is een gebruikelijke behandelingsoptie voor longkanker in een vroeg stadium, waarbij de tumor gelokaliseerd is en zich niet naar verre locaties heeft verspreid.
- Er kunnen verschillende chirurgische ingrepen worden uitgevoerd, afhankelijk van de grootte, locatie en de algemene gezondheidstoestand van de patiënt. Deze omvatten:
- **Lobectomie:** verwijdering van de aangetaste longkwab.
- **Pneumonectomie**: Volledige verwijdering van één long.
- **Segmentectomie of wigresectie:** verwijdering van een kleiner deel van de long die de tumor bevat.

- Minimaal invasieve technieken, zoals video-geassisteerde thoracoscopische chirurgie (VATS), worden steeds vaker gebruikt om chirurgisch trauma te verminderen en sneller herstel te bevorderen.

2. Radiotherapie:

- Bij radiotherapie wordt gebruikgemaakt van hoogenergetische röntgenstralen of andere stralingsbronnen om kankercellen te targeten en te vernietigen.
- Het kan worden gebruikt als primaire behandeling voor gelokaliseerde longkanker, als adjuvante therapie na een operatie of om de symptomen in gevorderde gevallen te verlichten (palliatieve bestraling).
- Technieken zoals stereotactische lichaam stralingstherapie (SBRT)

leveren zeer nauwkeurige stralingsdoses aan de tumor, terwijl de blootstelling aan gezonde weefsels wordt geminimaliseerd.

3. Chemotherapie:

- Chemotherapie maakt gebruik van krachtige medicijnen om de groei van kankercellen te doden of te vertragen.
- Het kan worden toegediend als een systemische behandeling (intraveneus of oraal) om kankercellen door het hele lichaam aan te pakken.
- In sommige gevallen wordt neoadjuvante of adjuvante chemotherapie vóór of na de operatie gegeven om tumoren te verkleinen of herhaling van kanker te voorkomen.

4. Immunotherapie:

- Immunotherapie maakt gebruik van het immuunsysteem van het lichaam om kankercellen effectiever te herkennen en aan te vallen.
- Checkpoint-remmers, zoals PD-1- en PD-L1-remmers, worden vaak gebruikt om specifieke eiwitten te blokkeren die voorkomen dat immuuncellen kankercellen aanvallen.
- Immunotherapie is bijzonder effectief bij bepaalde soorten longkanker en kan in gevorderde stadia of in combinatie met andere behandelingen worden gebruikt.

5. Gerichte therapie:

- Gerichte therapieën richten zich op specifieke genetische mutaties of moleculaire veranderingen die de groei van kanker stimuleren.

- Deze therapieën blokkeren de werking van specifieke moleculen of routes die betrokken zijn bij de ontwikkeling van kanker, wat leidt tot gerichte vernietiging van kankercellen.
- Gerichte therapieën zijn nauwkeuriger en kunnen effectiever zijn dan traditionele chemotherapie, met mogelijk minder bijwerkingen.

6. Combinatietherapie:

- In veel gevallen omvat de behandeling van longkanker een combinatie van verschillende modaliteiten om de effectiviteit te maximaliseren en de verspreiding van kanker onder controle te houden.
- Combinatietherapie kan een operatie met adjuvante chemotherapie of bestraling omvatten, of een combinatie van

chemotherapie en immunotherapie.

- **Vroege detectie en screening:** Vroege detectie van longkanker kan de behandelresultaten aanzienlijk verbeteren. Personen met een hoog risico, zoals huidige of voormalige rokers, kunnen baat hebben bij regelmatige screenings met behulp van laaggedoseerde CT-scans.

- **Multidisciplinaire aanpak:** De behandeling van longkanker vereist een gezamenlijke inspanning van verschillende beroepsbeoefenaren in de gezondheidszorg, waaronder oncologen, longartsen, chirurgen, radiotherapeuten, pathologen en specialisten in ondersteunende zorg. Een multidisciplinair team zorgt ervoor dat alle aspecten van de patiëntenzorg uitgebreid aan bod komen.

- **Gepersonaliseerde behandelplannen:** Het behandelplan van elke patiënt is geïndividualiseerd op basis van hun specifieke ziektekenmerken, algehele gezondheid en behandeldoelen. Gepersonaliseerde behandeling heeft tot doel de effectiviteit van de behandeling te optimaliseren en tegelijkertijd de bijwerkingen te minimaliseren.

- **Ondersteunende zorg:** Ondersteunende zorg is een integraal onderdeel van de behandeling van longkanker en richt zich op symptoom beheersing, pijnverlichting, emotionele steun en het aanpakken van psychosociale behoeften. Palliatieve zorg heeft tot doel de kwaliteit van leven van de patiënt te verbeteren, vooral in de gevorderde stadia van de ziekte.

- **Klinische onderzoeken en opkomende behandelingen**: deelname aan klinische onderzoeken kan een optie zijn voor in aanmerking komende patiënten, waardoor toegang wordt geboden tot nieuwe behandelingen en therapieën die nog niet algemeen beschikbaar zijn. Lopend onderzoek streeft ernaar de behandeling van longkanker te bevorderen en de resultaten voor patiënten te verbeteren.

- **Stoppen met roken en veranderingen in levensstijl:** Het aanmoedigen van stoppen met roken en het aannemen van een gezonde levensstijl kan het algehele welzijn van de patiënt verbeteren en het risico op herhaling van kanker verminderen.

- **Psychologische en emotionele steun:** De diagnose en behandeling van longkanker kunnen een diepgaande emotionele impact hebben op patiënten en hun families. Het verstrekken van psychologische ondersteuning, counseling en toegang tot steungroepen kunnen patiënten helpen omgaan met de uitdagingen van de ziekte.

Effectieve behandeling en behandeling van longkanker vereisen een alomvattende en patiëntgerichte aanpak, waarbij rekening wordt gehouden met de ziektekenmerken van het individu en het algehele welzijn. Vroegtijdige detectie, snelle interventie en uitgebreide zorg zijn essentieel om de best mogelijke resultaten te bereiken en de kwaliteit van leven te verbeteren voor patiënten die getroffen zijn door longkanker.

Regelmatige follow-up en monitoring zijn van cruciaal belang om de respons op de behandeling te beoordelen en eventuele herhaling van kanker of nieuwe ontwikkelingen op te sporen. Lopend onderzoek en vooruitgang op het gebied van de behandeling van longkanker bieden hoop op verbeterde behandelingsopties en hogere overlevingskansen in de toekomst.

BIJWERKINGEN VAN VERSCHILLENDE BEHANDELINGSOPTIES

Hoewel de behandelingsopties voor longkanker erop gericht zijn de ziekte te bestrijden en de resultaten voor de patiënt te verbeteren, kunnen ze ook bijwerkingen met zich meebrengen die variëren op basis van de specifieke gebruikte behandelingsmodaliteit. Patiënten en zorgverleners moeten zich bewust zijn van deze potentiële bijwerkingen om deze effectief te kunnen behandelen en de levenskwaliteit van de patiënt te verbeteren. Hier is een overzicht van de bijwerkingen die verband houden met verschillende behandelingsopties voor longkanker:

1. Chirurgie:

- Vaak voorkomende bijwerkingen na een longkanker zijn pijn en ongemak op de incisieplaats.
- Patiënten kunnen na de operatie tijdelijk last krijgen van kortademigheid en een verminderde longcapaciteit.
- Infecties, bloedingen en wondcomplicaties zijn mogelijk, maar relatief zeldzaam.
- In gevallen van pneumonectomie (volledige verwijdering van de longen) kunnen patiënten langdurige veranderingen in de

ademhaling en fysieke activiteit ervaren.

2. Radiotherapie:

- Radiotherapie kan vermoeidheid veroorzaken, die tijdens de behandeling en enige tijd daarna kan aanhouden.
- Huidreacties, zoals roodheid, jeuk en droogheid, kunnen optreden in het behandelde gebied.
- Bestraling naar het borstgebied kan leiden tot tijdelijke slikproblemen (oesofagitis) en longontsteking (bestralingspneumonitis).
- Bijwerkingen op de lange termijn kunnen in sommige gevallen long littekens (straling fibrose) en hartproblemen zijn.

3. Chemotherapie:

- Chemotherapie kan een reeks bijwerkingen veroorzaken, die

variëren afhankelijk van de gebruikte medicijnen en de reactie van het individu. Vaak voorkomende bijwerkingen zijn onder meer:

- Misselijkheid en overgeven
- Vermoeidheid
- Haaruitval (alopecia)
- Verminderde eetlust en gewichtsverlies
- Verhoogd risico op infecties door verminderde immuniteit
- Bloedarmoede (laag aantal rode bloedcellen) en verhoogd risico op bloedingen

4. Immunotherapie:

- Immunotherapie kan leiden tot immuungerelateerde bijwerkingen, bekend als immuungerelateerde bijwerkingen (irA's). Deze kunnen verschillende organen en systemen in het lichaam aantasten.

Veel voorkomende irENE's zijn
onder meer:

- Huiduitslag of jeuk
- Diarree of colitis
- Longontsteking (longontsteking)
- Hepatitis (leverontsteking)
- Endocriene klier dysfunctie (bijv.
  schildklierdisfunctie)

5. Gerichte therapie:

- Bijwerkingen van gerichte therapie
  kunnen variëren, afhankelijk van
  het specifieke medicijn en de
  beoogde route. Vaak voorkomende
  bijwerkingen kunnen zijn:
- Huiduitslag of andere
  huidveranderingen
- Diarree of maag-darmklachten
- Vermoeidheid
- Hoge bloeddruk (hypertensie)

6. Combinatietherapie:

- Combinatie Therapieën, die een
  combinatie van chirurgie,

bestraling, chemotherapie, immunotherapie of gerichte therapie kunnen omvatten, kunnen leiden tot een combinatie van bijwerkingen van elke gebruikte behandelingsmodaliteit.

7. Algemene bijwerkingen:
- Ongeacht de specifieke behandelingsoptie die wordt gebruikt, kunnen patiënten met longkanker algemene bijwerkingen ervaren, zoals vermoeidheid, veranderingen in de eetlust, stemmingswisselingen en gewichtsveranderingen.

Het is essentieel dat patiënten openlijk met hun zorgteam communiceren over eventuele bijwerkingen die zij tijdens de behandeling ervaren. Zorgaanbieders kunnen interventies en aanpassingen aanbieden om bijwerkingen effectief te beheersen, waardoor de impact ervan op het welzijn van de patiënt mogelijk wordt verminderd.

Bijwerkingen zijn over het algemeen tijdelijk en kunnen verdwijnen nadat de behandeling is voltooid. Als de bijwerkingen echter ernstig worden of de levenskwaliteit van de patiënt aanzienlijk beïnvloeden, kan het zorgteam overwegen om het behandelplan aan te passen om de best mogelijke uitkomst voor de patiënt te garanderen.

BEHEER VAN SYMPTOMEN EN BIJWERKINGEN

Het beheersen van symptomen en bijwerkingen is een integraal onderdeel van de uitgebreide zorg voor personen die een behandeling voor longkanker ondergaan. Het doel is om de levenskwaliteit van de patiënt te verbeteren, ongemak te verminderen en het algehele welzijn tijdens het behandeltraject te verbeteren.

Hier zijn enkele strategieën voor het effectief beheersen van symptomen en bijwerkingen:

Open communicatie met het gezondheidszorg team:

- Onderhoud een open en eerlijke communicatie met uw zorgteam over eventuele symptomen of bijwerkingen die u ervaart. Hierdoor kunnen zij uw zorgen wegnemen en het behandelplan indien nodig aanpassen.

Volg het behandelplan:

- Houd u aan het voorgeschreven behandelplan zoals voorgeschreven door uw zorgteam. Dit kan inhouden dat u medicijnen neemt zoals gepland, afspraken bijwoont en levensstijl aanbevelingen opvolgt.

Ondersteunende zorg en palliatieve geneeskunde:

- Overweeg om gebruik te maken van ondersteunende zorgdiensten of palliatieve geneeskunde, die zich richten op symptoom beheersing, pijnverlichting en het aanpakken van psychosociale behoeften. Deze specialisten werken samen met uw primaire oncologieteam om uw levenskwaliteit te verbeteren.

Beheer pijn effectief:

- Als u pijn ervaart, informeer dan onmiddellijk uw zorgteam. Ze kunnen geschikte pijnstillers voorschrijven of andere pijn beheersingstechnieken aanbevelen, zoals

ontspanningsoefeningen,
fysiotherapie of acupunctuur.

Voeding en hydratatie:

- Zorg voor een uitgebalanceerd dieet om het immuunsysteem en de algehele gezondheid van je lichaam te ondersteunen. Voldoende hydratatie is ook essentieel om mogelijke bijwerkingen, zoals een droge mond en misselijkheid, te beheersen.

Adres Misselijkheid en braken:

- Als u last krijgt van misselijkheid en braken als gevolg van chemotherapie of andere behandelingen, kan uw zorgteam anti-emetische medicijnen voorschrijven om deze symptomen te verlichten.

Vermoeidheids Beheer:

* De gebruikelijke bijwerking van de behandeling van kanker is vermoeidheid. Het is essentieel om rust en activiteit in evenwicht te brengen. Neem deel aan lichte fysieke activiteiten en overweeg ontspanningstechnieken toe te passen, zoals meditatie of yoga, om vermoeidheid onder controle te houden.

Huidverzorging:

* Als u huidreacties ervaart als gevolg van bestralingstherapie of gerichte therapie, volg dan de aanbevelingen van uw zorgteam voor huidverzorging. Gebruik zachte, geurvrije producten en vermijd blootstelling aan de zon.

Ademhaling en longfunctie:

* Oefen diepe ademhalingsoefeningen om de

longfunctie te verbeteren en kortademigheid te verlichten. Longrevalidatie kan voor sommige patiënten nuttig zijn.

Emotionele steun:

- Zoek emotionele hulp van vrienden, familie of ondersteunende organisaties. Counseling of therapie kan u helpen omgaan met de emotionele impact van kanker en de behandeling ervan.

Slaaphygiëne:

- Geef prioriteit aan een goede slaaphygiëne door een consistente slaaproutine op te zetten, een comfortabele slaapomgeving te creëren en stimulerende middelen vlak voor het naar bed gaan te vermijden.

Blijf actief en betrokken:

- Door lichamelijk actief te blijven en bezig te zijn met activiteiten die u leuk vindt, kunt u uw humeur en algehele welzijn verbeteren.

Stoppen met roken en veranderingen in levensstijl:

- Als u een roker bent, is stoppen met roken essentieel voor de behandeling van longkanker en het verbeteren van uw algehele gezondheid.

Houd er rekening mee dat de ervaring van elke patiënt met symptomen en bijwerkingen kan variëren, en dat een geïndividualiseerde behandelaanpak cruciaal is. Regelmatige communicatie met uw zorgteam en een open discussie over uw symptomen kunnen leiden tot de meest effectieve en gepersonaliseerde strategieën voor het beheersen van de symptomen en bijwerkingen tijdens uw behandeltraject voor longkanker.

VOEDING EN DIEET BIJ KANKERBEHEER

Het handhaven van de juiste voeding en een uitgebalanceerd dieet zijn cruciale componenten van de behandeling van kanker, waaronder longkanker. Een goed gepland dieet kan helpen het immuunsysteem te ondersteunen, kracht te behouden, behandelingsgerelateerde bijwerkingen onder controle te houden en het algehele welzijn tijdens het kankertraject te verbeteren.

Hier zijn enkele essentiële overwegingen voor voeding en dieet bij de behandeling van longkanker:

Gebalanceerd dieet:

- Streef naar een goed uitgebalanceerd dieet met een verscheidenheid aan voedsel dat rijk is aan voedingsstoffen. Consumeer een dieet dat rijk is aan fruit, groenten, volle granen, mager vlees en gezonde vetten.

Voldoende calorieën en eiwitten:

- Kanker en de behandelingen ervan kunnen de energie- en eiwitbehoeften van het lichaam verhogen. Zorg ervoor dat u voldoende calorieën en eiwitten binnenkrijgt om de spiermassa te behouden en het genezingsproces van het lichaam te ondersteunen.

Hydratatie:

- Gehydrateerd blijven is essentieel, vooral tijdens kankerbehandeling. Probeer de hele dag voldoende te drinken en overleg met uw

zorgteam over uw specifieke
vochtbehoeften.

Vezelrijk voedsel:

- Voedingsmiddelen met een hoog
  vezelgehalte, zoals fruit, groenten
  en volle granen, kunnen de
  spijsvertering helpen
  ondersteunen en constipatie
  voorkomen, een vaak
  voorkomende bijwerking van
  sommige kankerbehandelingen.

Beperk bewerkte voedingsmiddelen en suikers:

- Verminder de consumptie van
  bewerkte en suikerhoudende
  voedingsmiddelen. Deze producten
  bieden weinig voedingswaarde en
  kunnen bijdragen aan
  ontstekingen en gewichtstoename.

- Kies voor gezonde vetten die te vinden zijn in bronnen zoals avocado's, noten, zaden en olijfolie. Beperk verzadigde en transvetten, die vaak voorkomen in gefrituurd en bewerkt voedsel.

Eet kleine, frequente maaltijden:

- Als u door behandelingen een verminderde eetlust of misselijkheid ervaart, probeer dan kleinere, frequentere maaltijden te eten om het eten beter beheersbaar te maken.

Beheer misselijkheid en smaakveranderingen:

- Als kankerbehandelingen misselijkheid of smaakveranderingen veroorzaken, probeer dan koelere voedingsmiddelen of voedingsmiddelen met mildere smaken te consumeren. Het gebruik van pepermunt of gember kan misselijkheid helpen verminderen.

Adres slikproblemen:
- Als longkanker de slokdarm of het slikken aantast, kies dan voor zachter voedsel of vloeistoffen om het eten comfortabeler te maken.

Voedingssupplementen:
- In sommige gevallen kan uw zorgteam voedingssupplementen aanbevelen, zoals eiwitshakes of multivitaminen, om ervoor te zorgen dat u aan uw voedingsbehoeften voldoet.

Overleg met een diëtist:

- Overweeg om begeleiding te zoeken bij een geregistreerde diëtist met ervaring in de oncologie. Een diëtist kan een persoonlijk voedingsplan opstellen, afgestemd op uw specifieke behoeften en behandeling.

HOOFDSTUK 8

PREVENTIE EN RISICOVERMINDERING

Preventie en risicovermindering zijn essentieel in de strijd tegen longkanker, een van de meest voorkomende en dodelijke vormen van kanker wereldwijd. Hoewel sommige risicofactoren, zoals genetica en familiegeschiedenis, niet kunnen worden veranderd, kunnen verschillende levensstijl keuzes en interventies de kans op het ontwikkelen van longkanker aanzienlijk verminderen.

Het implementeren van deze preventieve maatregelen kan een substantiële impact hebben op het terugdringen van de incidentie van longkanker en het bevorderen van de algehele gezondheid. Hier volgen de belangrijkste strategieën voor preventie en risicovermindering:

Stoppen met roken:
- De meest cruciale stap bij het voorkomen van longkanker is stoppen met roken en het geheel vermijden van tabaksproducten.
- Als u een roker bent, zoek dan hulp en ondersteuning bij beroepsbeoefenaren in de gezondheidszorg om te stoppen met roken. Er zijn talloze hulpmiddelen beschikbaar, zoals counseling, medicijnen en steungroepen, om u bij dit proces te helpen.
- Als u een niet-roker bent, vermijd dan blootstelling aan passief roken, omdat dit ook het risico op longkanker kan vergroten.

Vermijd milieu- en beroepsmatige blootstelling:

- Minimaliseer de blootstelling aan schadelijke stoffen in het milieu en op de werkplek, zoals asbest, radon, arseen en bepaalde industriële chemicaliën. Volg de veiligheidsrichtlijnen en draag beschermende kleding in gevaarlijke werkomgevingen.

Dieet Keuzes:

- Zorg voor een uitgebalanceerd dieet met veel fruit en groenten, gezonde granen en magere eiwitten. Deze voedingsmiddelen bevatten veel essentiële voedingsstoffen en antioxidanten die de algehele gezondheid ondersteunen en het risico op kanker verminderen.

Fysieke activiteit:

- Neem deel aan regelmatige lichamelijke activiteit, zoals wandelen, joggen of fietsen, om een gezond gewicht te behouden en uw immuunsysteem te ondersteunen.

Beperk alcoholgebruik:

- Als u toch alcohol moet consumeren, doe dit dan met mate. Overmatig alcoholgebruik wordt in verband gebracht met een verhoogd risico op verschillende soorten kanker, waaronder longkanker.

Vaccinatie:

- Vaccinatie tegen infecties zoals het humaan papillomavirus (HPV) en hepatitis B kan het risico op bepaalde vormen van kanker verminderen, waaronder sommige soorten longkanker.

Regelmatige gezondheidscontroles:

- Woon regelmatig gezondheidscontroles en screenings bij zoals aanbevolen door uw zorgverlener.
- Vroegtijdige detectie van longkanker of andere gezondheidsproblemen kan leiden tot een effectievere behandeling en betere resultaten.

Genetisch advies en testen:

- Als u een familiegeschiedenis van longkanker of andere risicofactoren heeft, overweeg dan genetische counseling en tests om uw risicoprofiel te beoordelen.

Initiatieven op het gebied van de volksgezondheid:

- Steun en pleit voor initiatieven op het gebied van de volksgezondheid die gericht zijn op tabaksontmoediging, vermindering van luchtvervuiling en regelgeving voor veiligheid op de werkplek.

Educatie en bewustzijn:

- Vergroot het bewustzijn over longkanker en de risicofactoren ervan in uw gemeenschap. Informeer anderen over het belang van preventie en risicovermindering.

Inspanningen op het gebied van preventie en risicovermindering zijn essentiële componenten voor het terugdringen van de incidentie van longkanker en het verbeteren van de algehele volksgezondheid. Het implementeren van deze strategieën op individueel en maatschappelijk niveau kan bijdragen aan een aanzienlijke daling van het aantal gevallen van longkanker en levens redden.

Door een proactieve benadering van preventie aan te nemen en gezondere levensstijl keuzes te maken, kunnen individuen hun risico op het ontwikkelen van longkanker en andere vermijdbare ziekten verminderen, wat uiteindelijk leidt tot een gezondere en levendige gemeenschap.

HOOFDSTUK 9

PROGNOSE EN OVERLEVINGSCIJFERS

Prognose en overlevingspercentages zijn essentiële aspecten van het begrijpen van de mogelijke uitkomsten voor personen met de diagnose longkanker. De prognose verwijst naar het waarschijnlijke beloop en de uitkomst van de ziekte, terwijl de overlevingspercentages een schatting geven van het percentage mensen dat een specifieke periode na hun diagnose overleeft.

Het is belangrijk op te merken dat de situatie van elke persoon uniek is en dat individuele factoren de prognose en overleving kunnen beïnvloeden.

Hier zijn een uitgebreide prognose en overlevingspercentages voor longkanker:

Prognostische factoren zijn kenmerken en variabelen waarmee zorgverleners rekening houden bij het inschatten van de waarschijnlijke uitkomst van longkanker. Enkele belangrijke voorspellende factoren zijn onder meer:

- **Kankerstadium**: Het stadium van longkanker op het moment van de diagnose is een cruciale factor. Kankers in een vroeg stadium die zich beperken tot de longen hebben doorgaans een betere prognose dan kankers in een gevorderd stadium die zich hebben verspreid naar verre organen.
- **Kankertype:** Niet-kleincellige longkanker (NSCLC) heeft over het algemeen een betere prognose dan

kleincellige longkanker (NSCLC), die doorgaans agressiever is.

- **Prestatiestatus:** De algehele gezondheid en het functionele vermogen van de patiënt (prestatiestatus) kunnen de prognose beïnvloeden. Mensen met een betere gezondheid hebben vaak betere resultaten.

- **Genetische mutaties:** Specifieke genetische mutaties bij longkanker kunnen de respons en prognose van de behandeling beïnvloeden. Sommige mutaties reageren mogelijk goed op gerichte therapieën, wat leidt tot verbeterde overlevingskansen.

OVERLEVINGSKANSEN

- Overlevingspercentages geven een schatting van het percentage mensen dat een specifieke periode na de diagnose longkanker overleeft.

Deze cijfers worden vaak gepresenteerd als vijfjaarsoverleving cijfers, die het aandeel patiënten vertegenwoordigen dat vijf jaar na de diagnose nog in leven is.

- Het is essentieel om te begrijpen dat de overlevingspercentages gebaseerd zijn op gegevens uit eerdere gevallen en mogelijk niet de meest recente vooruitgang in de behandeling of individuele omstandigheden weerspiegelen.

ALGEMENE OVERLEVING (OS) & VOORTGANG VRIJE OVERLEVING (PFS)

- OS verwijst naar de tijdsduur vanaf de diagnose of het starten van de behandeling tot het overlijden door welke oorzaak dan ook. PFS verwijst daarentegen naar de tijdsduur waarin de kanker niet vordert of verergert.

- Zowel OS als PFS zijn belangrijke maatstaven voor de effectiviteit van de behandeling en ziektebeheersing.

FACTOREN DIE DE OVERLEVINGSCIJFERS BEÏNVLOEDEN

- De overlevingskansen kunnen variëren op basis van verschillende factoren, waaronder het stadium en type longkanker, de respons op de behandeling, de algehele gezondheid, leeftijd en levensstijl keuzes.
- Vroege detectie en tijdige interventie kunnen de overlevingskansen aanzienlijk beïnvloeden, omdat longkanker in eerdere stadia beter behandelbaar is.

VOORUITGANG IN DE BEHANDELING

- Vooruitgang in de behandeling van longkanker heeft in de loop der jaren geleid tot betere overlevingskansen, vooral dankzij de komst van gerichte therapieën en immuuntherapieën.

KLINISCHE PROEVEN EN OPKOMENDE THERAPIEËN

- Klinische onderzoeken bieden hoop op verdere verbeteringen in de overlevingskansen door toegang te bieden tot nieuwe behandelingen en therapieën die nog niet algemeen beschikbaar zijn.

OMGAAN MET PROGNOSE

- Voor patiënten en hun families kan het emotioneel moeilijk zijn om te horen dat ze longkanker hebben. Het is essentieel om emotionele steun, advies en toegang tot steungroepen te zoeken om met de uitdagingen en onzekerheden om te gaan.

INDIVIDUELE PROGNOSE

- Het is belangrijk om te onthouden dat de prognose van ieder persoon uniek is en dat individuele uitkomsten kunnen verschillen van statistische gegevens.

Overlevingspercentages en prognoses moeten met zorgverleners worden besproken om een beter inzicht te krijgen in de specifieke situatie van een individu.

Het behandelings landschap voor longkanker evolueert voortdurend, en vroege detectie, tijdige interventie en uitgebreide zorg spelen een belangrijke rol bij het verbeteren van de overlevingskansen en het verbeteren van de kwaliteit van leven voor personen die getroffen zijn door longkanker.

Open communicatie, een krachtig ondersteuningssysteem en toegang tot de nieuwste ontwikkelingen op het gebied van de behandeling van longkanker kunnen een positieve invloed hebben op het traject van patiënten en hun families die met deze uitdagende ziekte worden geconfronteerd.

LEVEN MET LONGKANKER

Een diagnose van longkanker kan aanzienlijke veranderingen en uitdagingen met zich meebrengen in iemands leven en dat van zijn dierbaren. Leven met longkanker houdt in dat je je moet aanpassen aan de fysieke, emotionele en praktische aspecten van de ziekte, terwijl je de best mogelijke kwaliteit van leven behoudt.

Dankzij de vooruitgang in de behandeling en de ondersteunende zorg kunnen veel mensen met longkanker een bevredigend leven leiden. Hier is een overzicht van leven met longkanker:

1. MEDISCHE ZORG EN BEHANDELING

- Regelmatige medische controles, follow-ups en behandelsessies zijn essentieel voor een effectieve behandeling van longkanker. Werk nauw samen met uw zorgteam om op de hoogte te blijven van uw behandelplan en eventuele noodzakelijke aanpassingen.

2. SYMPTOOM BEHEER

- Longkanker en de behandelingen ervan kunnen verschillende symptomen veroorzaken, zoals pijn, kortademigheid, vermoeidheid en misselijkheid. Effectief symptoom beheer en palliatieve zorg kunnen het ongemak helpen verlichten en het algehele welzijn verbeteren.

3. EMOTIONELE STEUN

- Een diagnose van longkanker kan sterke emoties oproepen, waaronder angst, angst, verdriet en onzekerheid. Het zoeken naar emotionele steun via counseling, therapie of steungroepen kan individuen en hun families helpen omgaan met de emotionele impact van de ziekte.

4. LEVENSSTIJL KEUZES

- Het aannemen van een gezonde levensstijl kan een positieve invloed hebben op het leven met longkanker. Dit omvat het handhaven van een uitgebalanceerd dieet, het beoefenen van regelmatige lichaamsbeweging zoals geadviseerd door beroepsbeoefenaren in de gezondheidszorg, en het vermijden van blootstelling aan tabak en schadelijke milieueffecten.

5. COPING-STRATEGIEËN

- Het ontwikkelen van effectieve coping-strategieën kan helpen de emotionele uitdagingen van het leven met longkanker te beheersen. Dit kunnen onder meer mindfulness-oefeningen, ontspanningstechnieken, creatieve bezigheden zijn, of troost vinden in het verbinden met anderen die soortgelijke ervaringen delen.

6. COMMUNICATIE MET GELIEFDEN

- Open communicatie met familieleden en vrienden over de diagnose, behandeling en persoonlijke behoeften kan een ondersteunende omgeving bevorderen en relaties versterken.

7. VOOR JEZELF pleiten

- Door een actieve rol in uw zorg te spelen en uw belangenbehartiger te zijn, kunt u ervoor zorgen dat uw stem wordt gehoord en dat uw zorgen worden aangepakt.

8. DEELNAME AAN KLINISCHE PROEVEN

- Voor sommige individuen kan deelname aan klinische onderzoeken toegang bieden tot geavanceerde behandelingen en bijdragen aan de vooruitgang in het onderzoek naar longkanker.

9. FINANCIËLE ZORGEN BEHEREN

- De behandeling van longkanker en de daarmee samenhangende kosten kunnen een financiële uitdaging vormen. Ontdek de beschikbare bronnen en ondersteunende diensten om financiële problemen te helpen beheersen.

10. EINDE LEVENSDUUR PLANNING INDIEN VAN TOEPASSING

- Voor personen met vergevorderde longkanker kan het bespreken van de zorg voorkeuren rond het levenseinde met dierbaren en zorgverleners gemoedsrust bieden en ervoor zorgen dat wensen worden gerespecteerd.

11. FOCUS OP LEVENSKWALITEIT

- Geef, terwijl u met longkanker leeft, prioriteit aan activiteiten en ervaringen die vreugde en vervulling brengen. Focus op de kwaliteit van het leven en vind betekenis in het huidige moment.

12. PLEITEN VOOR BEWUSTZIJN MET LONGKANKER

- Sommige mensen vinden kracht in het bepleiten van bewustzijn over longkanker, het ondersteunen van onderzoeksinspanningen en het bevorderen van initiatieven voor tabaksontmoediging.

Leven met longkanker vereist een alomvattende aanpak die de fysieke, emotionele en praktische aspecten van de ziekte aanpakt. Met de steun van beroepsbeoefenaren in de gezondheidszorg, familie, vrienden en de bredere gemeenschap kunnen personen die getroffen zijn door longkanker de uitdagingen en onzekerheden van de reis het hoofd bieden en tegelijkertijd hoop, kracht en veerkracht vinden.

Het is essentieel om te onthouden dat ieders ervaring uniek is en dat persoonlijke zorg en ondersteuning cruciaal zijn bij het verbeteren van het algehele welzijn en de levenskwaliteit van mensen met longkanker.

CONCLUSIE

LONGKANKER BEGRIJPEN VOOR EEN BETER BEHEER EN BETER BEWUSTZIJN

Longkanker blijft wereldwijd een van de grootste gezondheidsproblemen en treft miljoenen individuen en hun families. Deze verwoestende ziekte brengt niet alleen fysieke en emotionele lasten met zich mee, maar onderstreept ook het belang van preventie, vroegdetectie en vooruitgang in de behandeling.

Uitgebreide kennis over longkanker is essentieel voor zowel patiënten als de bredere gemeenschap. Door de risicofactoren, symptomen, diagnose en behandelingsopties te begrijpen, kunnen individuen proactieve stappen ondernemen om hun risico te verminderen, onmiddellijk medische hulp inroepen en weloverwogen beslissingen nemen over hun zorg. Preventie-inspanningen, voornamelijk gericht op het stoppen met roken en het vermijden van blootstelling aan kankerverwekkende stoffen in het milieu, spelen een cruciale rol bij het terugdringen van de incidentie van longkanker. Vroege detectie via screeningsprogramma's kan de behandelresultaten verbeteren door longkanker te identificeren in beter beheersbare stadia wanneer curatieve opties haalbaar zijn.

Voor degenen die te maken krijgen met de diagnose longkanker is toegang tot een multidisciplinair gezondheidszorg team en palliatieve zorg van cruciaal belang. Deze alomvattende benaderingen geven niet alleen prioriteit aan het ziektebeheer, maar ook aan het algehele welzijn en de kwaliteit van leven van de patiënt. Naarmate de vooruitgang in de behandeling zich blijft ontwikkelen, bieden nieuwe therapieën, gerichte middelen en immuuntherapieën nieuwe hoop voor patiënten, wat bijdraagt aan verbeterde overlevingskansen en langere overlevingskansen.

Publieke bewustwording en belangenbehartiging zijn van cruciaal belang bij het genereren van steun voor onderzoek naar longkanker, het garanderen van financiering voor essentiële klinische onderzoeken en het doorbreken van het stigma dat met de ziekte samenhangt. Een groter bewustzijn bevordert een ondersteunende omgeving voor patiënten en hun families, waardoor empathie, mededogen en begrip worden bevorderd.

Longkanker vraagt onze collectieve aandacht en gezamenlijke inspanningen om de gevolgen ervan te bestrijden. Door preventie, vroegdetectie, gepersonaliseerde behandelingen en robuuste ondersteuningssystemen te combineren, kunnen we ernaar streven de last van longkanker te verminderen en de levens van degenen die getroffen zijn door deze formidabele ziekte te verbeteren.

Met voortdurend onderzoek, een groter bewustzijn en een niet-aflatende toewijding kunnen we dichter bij een toekomst komen waarin longkanker effectiever wordt beheerd, zo niet uitgeroeid, ten behoeve van de komende generaties.

Geachte gewaardeerde klanten,

We willen graag onze oprechte dank uitspreken voor het kiezen van ons boek en het toevertrouwen van uw tijd. Uw niet-aflatende steun en inzichtelijke feedback worden zeer op prijs gesteld.
We stellen uw hulp bij het indienen van een eerlijke beoordeling oprecht op prijs, omdat we voortdurend proberen ons werk te verbeteren en impactvolle informatie te produceren.

Uw recensies zijn uiterst waardevol, niet alleen voor ons als auteurs, maar ook voor potentiële lezers die op zoek zijn naar informatie. Wij respecteren oprecht uw mening en commentaar, ongeacht of u ons boek geweldig vond of dat er gebreken in zaten. Uw feedback is voor ons een voortdurende bron van inspiratie om verhalen te ontwikkelen die echt betekenis voor u hebben.

We zouden het op prijs stellen als u even de tijd zou willen nemen om een recensie op Amazon achter te laten, omdat uw woorden het potentieel hebben om het succes en bereik van ons boek dramatisch te beïnvloeden, waardoor het een groter publiek kan bereiken. Houd er rekening mee dat uw recensie niet lang of ingewikkeld zijn. Gewoon uw eerlijke mening geven, aspecten benadrukken die met u te maken hebben, of opvallende onderdelen onderstrepen, zou al heel nuttig zijn.

We willen jullie nogmaals bedanken voor jullie deelname aan onze reis als auteurs. Wij waarderen uw voortdurende steun en deelname enorm. We kijken ernaar uit om uw evaluaties te lezen en samen met u te groeien.

Hartelijke groeten,

www.ingramcontent.com/pod-product-compliance
Lightning Source LLC
Chambersburg PA
CBHW070857260726
48661CB00004B/1455